RÉPUBLIQUE FRANÇAISE

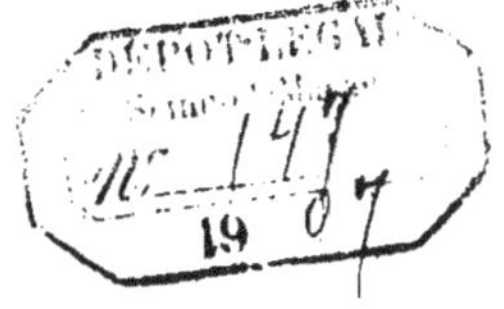

MINISTÈRE DE L'INTÉRIEUR

DIRECTION DE L'ASSISTANCE ET DE L'HYGIÈNE PUBLIQUES

HYGIÈNE PUBLIQUE

INSTRUCTIONS

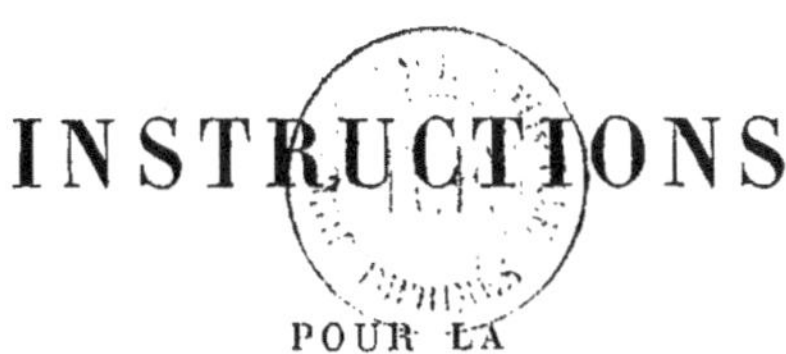

POUR LA

PRATIQUE DE LA DÉSINFECTION

ADOPTÉES

PAR LE CONSEIL SUPÉRIEUR D'HYGIÈNE PUBLIQUE DE FRANCE

MELUN

IMPRIMERIE ADMINISTRATIVE

M CM VII

SOMMAIRE GÉNÉRAL

PREMIÈRE PARTIE

NOTIONS GÉNÉRALES SUR LES MALADIES NÉCESSITANT LA DÉSINFECTION ET SUR LES PROCÉDÉS DE DÉSINFECTION

Définition (n° 1).

I. — MALADIES NÉCESSITANT LA DÉSINFECTION (n°s 2 et 3).

II. — MODES DE TRANSMISSION DES MALADIES CONTAGIEUSES (n° 4).

III. — PROCÉDÉS ET APPAREILS DE DÉSINFECTION (n°s 5, 6, 7, 8, 9, 10 et 11): *A*). Désinfection par immersion dans l'eau bouillante (n° 6). — *B*). Désinfection par des substances chimiques (n°s 7 à 9): *solutions désinfectantes et désinfectants gazeux (n° 8); cas dans lesquels les désinfectants chimiques peuvent être utilisés (n° 9). — C). Étuves (n° 10). Observation générale applicable aux appareils (n° 11).*

DEUXIÈME PARTIE

APPLICATION

Devoirs de la famille et du médecin ; rôle des services publics de désinfection (n° 13).

I. — MESURES A PRENDRE PENDANT LA MALADIE

Énumération des mesures à prendre pendant la maladie (n° 14):

A). Désinfection des produits morbides (n° 15);

B). Désinfection des linges, vêtements, ustensiles et menus objets à l'usage du malade (n° 16, 17, 18): linges (n° 16); vêtements (n° 17); ustensiles et menus objets (n° 18);

C). Désinfection du plancher de la chambre et des meubles qui auraient été directement souillés (n° 19);

D). Désinfection du corps du malade et des personnes qui l'approchent (n°s 20 et 21);

E). Destruction des insectes et petits animaux dans le cas de certaines maladies (n° 22);

II. — Mesures a prendre après transport, guérison ou décès

F). Désinfection des couvertures, matelas, paillasses et autres objets de literie (n°s 24, 25 et 26);

G). Désinfection des parois et du mobilier de la chambre (n°s 27, 28 et 29) : désinfection par dégagement de gaz antiseptique (n° 28); désinfection par lavages (n° 29);

H). Désinfection des latrines, fosses d'aisances, etc. (n° 30);

I). Désinfection des éviers, vidoirs, rigoles, puits et citernes (n° 31).

III. — Prescriptions spéciales a l'usage des désinfecteurs
(n°s 32, 33, 34, 35, 36, 37, 38 et 39).

Précautions à prendre à l'arrivée au domicile du malade (n° 33).

Précautions à prendre pour le transport de certains objets au poste (n° 34).

Désinfection de la literie sur place (n° 35).

Désinfection des locaux par gaz antiseptique; contrôle par des tests bactériens ou chimiques (n° 36).

Désinfection des latrines, fosses d'aisances, vidoirs, rigoles, puits, etc. (n° 37).

Précautions à prendre à la fin de la désinfection sur place (n° 38).

Désinfection par étuves (n° 39).

PREMIÈRE PARTIE

NOTIONS GÉNÉRALES SUR LES MALADIES NÉCESSITANT LA DÉSINFECTION ET SUR LES PROCÉDÉS DE DÉSINFECTION

DÉFINITION

1. — La **désinfection a pour but de détruire les germes des maladies transmissibles ou de les rendre inoffensifs.** Sans elle les autres mesures de prophylaxie sont insuffisantes.

But
de la désinfection.

I. — MALADIES NÉCESSITANT LA DÉSINFECTION

2. — Les maladies pour lesquelles la désinfection doit être pratiquée, aux termes du décret du 10 février 1903 et conformément aux prescriptions des articles 4, 5 et 7 de la loi du 15 février 1902, sont les suivantes :

Désignation
des maladies.

1º la fièvre typhoïde ;
2º le typhus exanthématique ;
3º la variole et la varioloïde ;
4º la scarlatine ;
5º la rougeole ;
6º la diphtérie ;
7º la suette miliaire ;
8º le choléra et les maladies cholériformes ;
9º la peste ;
10º la fièvre jaune ;
11º la dysenterie ;
12º les infections puerpérales et l'ophtalmie des nouveau-nés, lorsque le secret de l'accouchement n'a pas été réclamé ;
13º la méningite cérébro-spinale épidémique ;
14º la tuberculose pulmonaire ;
15º la coqueluche ;
16º la grippe ;
17º la pneumonie et la broncho-pneumonie ;

18º l'érysipèle;

19º les oreillons;

20º la lèpre;

21º la teigne;

22º la conjonctivite purulente et l'ophtalmie granuleuse.

3. — Dans le cas des treize premières de ces maladies, la désinfection est obligatoire tant pour l'administration sanitaire qui la pratique que pour les intéressés. Dans le cas des autres maladies, l'administration sanitaire est obligée de procéder à la désinfection toutes les fois que celle-ci est demandée par les intéressés.

II. — MODES DE TRANSMISSION DES MALADIES CONTAGIEUSES

Modes
de transmission.

4. — Les maladies qui viennent d'être énumérées peuvent être transmises dans des conditions multiples :

La transmission peut se faire d'une manière directe : contage immédiat du malade à l'homme sain; ou d'une manière indirecte, et dans ce dernier cas le germe a besoin d'un véhicule : par exemple l'eau transmet le bacille typhique, les vêtements transportent le germe de la variole, etc..

1º TRANSMISSION PAR LES DÉJECTIONS DES MALADES, PAR CERTAINS PRODUITS DE SÉCRÉTIONS, PAR LE SANG INFECTÉ :

par
es déjections.

a) Maladies transmises par les matières fécales :

fièvre typhoïde (selles, urines et crachats);

dysenterie (selles);

choléra et maladies cholériformes (selles et matières vomies).

par
es sécrétions
des voies
respiratoires.

b) Maladies transmises par les sécrétions des voies respiratoires, expectorations, crachats, etc. :

scarlatine (sécrétions du nez et de la gorge; les fragments d'épiderme, lorsque la peau se desquame, peuvent aussi transmettre la maladie);

rougeole (matières sécrétées par les yeux, le nez, l'arrière-gorge, les bronches);

diphtérie (fausses membranes, vulgairement appelées peaux; sécrétions du nez, de la gorge, etc.);

peste pneumonique (crachats et sécrétions nasales) ;

méningite cérébro-spinale épidémique (mucosités buccales et nasales) ;

tuberculose pulmonaire (crachats secs et particules humides de crachats projetées par la toux ; parfois matières fécales et produits de suppuration) ;

coqueluche (produits de l'expectoration) ;

grippe (produits de l'expectoration) ;

pneumonie et **broncho-pneumonie** (crachats) ;

oreillons (mucosités de la bouche et du nez) ;

peut-être **suette miliaire** (mucosités, sécrétions).

c) Maladies transmises par les sécrétions, suppurations et desquamations :

variole (produits des pustules et surtout croûtes desséchées) ;

scarlatine (fragments d'épiderme lorsque la peau se desquame [voir également ci-dessus]) ;

peste bubonique (matières issues des pustules ulcérées ou gangrenées et des bubons [voir également ci-dessus]) ;

infections puerpérales (sécrétions vaginales, pus, lochies) ;

ophtalmie purulente des nouveau-nés (pus provenant des yeux de l'enfant) ;

érysipèle (sérosités et parcelles d'épiderme détachées des surfaces enflammées) ;

teigne (pellicules épidermiques du cuir chevelu) ;

conjonctivite purulente et **ophtalmie granuleuse** (sécrétions oculaires).

d) Maladies transmises par le sang infecté du malade (transporté par certains petits animaux ou parasites) :

peste (rats et puces [voir également ci-dessus]) ;

fièvre jaune (moustiques) ;

typhus exanthématique (puces, poux, punaises, etc.) et selon toute vraisemblance **lèpre** (les puces, poux, araignées etc.) ;

peut-être **suette miliaire** (puces).

2° Transmission par tout ce qui a pu être souillé par les produits de sécrétions et par les déjections :

corps du malade ;

ses vêtements, son linge (mouchoirs, chemises, etc.) et sa literie (draps, matelas, oreillers, traversins, couvertures, etc.) ;

ses objets de toilette et ses ustensiles de ménage (verres à boire, tasses, cuillères, assiettes, éponges, essuie-mains, etc.), ses jouets, ses livres, ses crayons, porte-plumes, etc. ;

parois et mobilier de sa chambre (lit, table de nuit, chaises, tapis, rideaux, tentures, murs, planchers, portes, fenêtres, etc.);

siège et abords des latrines ou des water-closets qui auraient été salis par les excréments du malade; fosses d'aisances, fumiers et fosses à purin où auraient été jetées ou déversées ses déjections ;

eaux ménagères provenant de la toilette ou des bains donnés au malade, du rinçage des ustensiles à son usage et des vases de nuit, du nettoyage de la chambre, du lavage du linge; — éviers, vidoirs, bacs de pompes, décharges, rigoles, ruisseaux, fossés ; — et surtout eaux de rivières, de sources, puits ou citernes qui auraient été infectés par déversement ou infiltration de ces eaux contaminées; — certains aliments mangés crus et souillés accidentellement par de l'eau contenant des germes pathogènes : huîtres et coquillages, lait, radis, salades, etc. ;

certaines marchandises souillées de sang (laine des animaux charbonneux).

3° TRANSMISSION PAR LES PERSONNES :

Transmission par les personnes.

Les germes peuvent être transmis par les personnes qui ont soigné ou visité le malade, par celles qui ont manié et transporté les objets souillés, si ces personnes ne s'astreignent pas à des mesures de propreté et de désinfection; ils peuvent être aussi transmis parfois par des lettres.

4° TRANSMISSION PAR CERTAINS ANIMAUX :

Transmission par les insectes et rongeurs.

Pour quelques affections, telles que la peste, la fièvre jaune, le typhus exanthématique et selon toute vraisemblance la lèpre, etc., la maladie peut être transmise *par certains animaux*, tels que les rats et les insectes, moustiques, puces, poux, punaises, araignées, etc. Les puces des rats de nos pays, de l'Europe centrale et septentrionale ne piquent pas l'homme ; celles des rats de l'Inde, de l'Égypte, etc., des navires, le piquent et transmettent la peste. Les mouches qui souillent facilement leurs trompes et leurs pattes dans les produits de déjections ou d'expectoration jouent un rôle certain dans le transport des germes pathogènes (tuberculose, fièvre typhoïde, choléra, etc.)

III. — PROCÉDÉS ET APPAREILS DE DÉSINFECTION

5. — La désinfection se pratique :

A) par l'immersion dans l'eau bouillante ;

B) à l'aide de substances chimiques, liquides ou à l'état gazeux ;

C) par l'exposition des objets contaminés dans une étuve, soit à vapeur, soit à dégagement de gaz antiseptiques.

A). DÉSINFECTION PAR IMMERSION DANS L'EAU BOUILLANTE

6. — L'immersion dans l'eau bouillante à gros bouillon doit durer au moins une heure. On favorise l'élévation du point d'ébullition de l'eau et par conséquent l'efficacité de son action en y ajoutant du sel ou un peu de carbonate de soude ; on peut ainsi désinfecter notamment les objets, linges et ustensiles ayant servi au malade.

B). DÉSINFECTION PAR DES SUBSTANCES CHIMIQUES

7. — On doit rechercher surtout parmi les désinfectants ceux qui possèdent à la fois les qualités suivantes : action rapide et sûre, maniement facile, effet de détérioration nul des objets et coût aussi faible que possible.

8. — La désinfection peut être pratiquée suivant les cas par les désinfectants chimiques ci-après :

Solutions désinfectantes.

1° **cresylol sodique** (1)**:** solution forte à 4 p. 100, solution faible à 1 p. 100. *A tous les points de vue, la valeur de*

---

(1) Formule du *cresylol sodique liquide ou solution alcaline concentrée de cresylol officinal* :
Cresylol officinal...................................... 1.000 grammes.
Soude caustique liquide...................... 1.000 —
Effectuer le mélange dans un récipient en grès ou en métal. La réaction dégage beaucoup de chaleur et pourrait provoquer la rupture des récipients en verre épais. Ne s'emploie que dilué suivant les indications prescrites.

cet antiseptique est assez grande pour qu'il puisse suffire à lui seul à remplacer tous les autres désinfectants liquides.

2° **eau de Javel** étendue d'eau de façon à obtenir une solution titrant un degré chlorométrique par litre ;

3° **lessives chaudes** à la cendre de bois ou au carbonate de soude ;

4° **sulfate de cuivre** à la dose de 50 grammes par litre ;

5° **chlorure de chaux** fraîchement préparé à 2 p. 100 c'est-à-dire 20 grammes de chlorure de chaux dans un litre d'eau ;

6° **aldéhyde formique** à raison de 20 grammes d'aldéhyde formique pur (HCOH) par litre d'eau ;

7° **lait de chaux fraîchement préparé** à 20 p. 100. Pour avoir du lait de chaux actif, on prend de la chaux de bonne qualité, on la fait déliter en l'arrosant petit à petit avec la moitié de son poids d'eau. Quand la délitescence est effectuée, on met la poudre dans un récipient soigneusement bouché et placé dans un endroit sec. Comme un kilogramme de chaux qui a absorbé 500 grammes d'eau pour se déliter a acquis un volume de 2 lit. 200, il suffit de le délayer dans le double de son volume d'eau, soit 4 lit. 400, pour avoir un lait de chaux qui soit environ à 20 p. 100 ;

8° **sublimé corrosif** en solution d'un gramme par litre d'eau, additionné de 10 grammes de chlorure de sodium (sel de cuisine), ou d'un gramme d'acide tartrique ou d'un gramme d'acide chlorhydrique. (Ne peut être employé pour la désinfection des crachats, matières fécales et autres produits organiques.)

9° La **lessive de soude**, en solution aqueuse à 10 p. 100 et teintée à l'aide d'une substance colorante.

Gaz.

Désinfectants gazeux.

Parmi les substances chimiques, on peut utiliser à l'état gazeux, pour la désinfection, les suivantes :

1° **l'aldéhyde formique gazeuse**, obtenue à l'aide de l'un des appareils autorisés officiellement ;

2° **les vapeurs d'acide sulfureux** dans les cas particuliers et les conditions déterminés par les instructions du Conseil supérieur d'hygiène.

Cas dans lesquels les désinfectants chimiques peuvent être utilisés.

9. — Les usages pour lesquels les désinfectants chimiques indiqués ci-dessus sont *recommandés* sont les suivants :

le cresylol sodique pour les produits de sécrétion, d'expectoration, pour les déjections, pour le lavage des planchers.

l'eau de Javel :

pour la désinfection des produits de sécrétion et d'expectoration et des déjections ;

pour celle des linges, vêtements, literies par lavage ou trempage ;

pour celle des objets ou ustensiles ayant servi au malade ;

pour celle des parois, murs, planchers, meubles, etc. ;

les lessives :

pour la désinfection des linges, vêtements, literies par lavage ou trempage et pour celle des objets ou ustensiles ayant servi au malade ;

le sulfate de cuivre et le chlorure de chaux :

pour la désinfection des produits de sécrétion et d'expectoration et des déjections ;

l'aldéhyde formique en solution :

pour la désinfection des linges, vêtements, literies par lavage ou trempage ;

pour celle des objets ou ustensiles ayant servi au malade ;

pour celle des parois, murs, planchers, meubles, etc. ;

le lait de chaux fraîchement préparé :

pour la désinfection des produits de sécrétion et d'expectoration et des déjections ;

pour le badigeonnage des murailles non tapissées, qui constitue, quand il est possible de le pratiquer, un bon moyen de désinfection ;

le sublimé :

pour la désinfection des parois, murs, planchers, meubles, etc.;

pour le lavage du corps du malade, ainsi que de la figure et des mains des personnes qui le soignent ou le visitent.

Ce produit *ne doit pas* être employé pour la désinfection des crachats, des matières fécales et autres produits organiques ;

l'aldéhyde formique gazeuse :

pour la désinfection des parois, murs, planchers, meubles, etc. ;

la lessive de soude :

pour la désinfection des crachats, ceux des tuberculeux en particulier.

De tous ces désinfectants chimiques le plus simple, le plus actif et le moins coûteux est le **cresylol sodique.** N'était son odeur phéniquée il serait à recommander dans la plupart des cas.

C). Étuves

Étuves.

10. — L'exposition des objets contaminés dans une étuve, soit à vapeur d'eau, soit à dégagement de gaz antiseptiques, tels que l'aldéhyde formique gazeuse, est le meilleur et le plus rapide moyen de désinfection des vêtements, de la literie, des linges, des tapis, des rideaux, des tentures, etc..

Les objets tachés de sang, de pus, de matières fécales, etc., qu'on veut exposer à l'action de l'étuve, doivent être préalablement nettoyés dans un liquide antiseptique.

Les étuves à vapeur d'eau ne doivent jamais recevoir de cuirs ni de fourrures.

Observation générale applicable aux appareils.

11. — Les étuves et les appareils servant au dégagement de gaz antiseptiques (aldéhyde formique gazeuse, ou autres) ne peuvent être mis en service que s'ils ont reçu l'autorisation officielle exigée par la loi du 15 février 1902 et le décret du 7 mars 1903 ; leur fonctionnement doit être rigoureusement conforme aux conditions spécifiées dans le certificat de vérification dont ils ont fait l'objet en conséquence.

—

DEUXIÈME PARTIE

APPLICATION

12. — **La désinfection doit se pratiquer dès que la maladie a été reconnue, pendant toute sa durée et après le transport du malade, sa guérison ou son décès.**

13. — *Devoirs de la famille et du médecin.* — Tout chef de famille ou directeur d'un établissement public ou privé doit veiller à ce que la désinfection soit exécutée.

Le médecin traitant a pour devoir de rappeler cette obligation aux familles, de leur prescrire les agents désinfectants appropriés, d'en indiquer et surveiller l'emploi.

Les services publics de désinfection sont chargés d'assurer ou de contrôler l'application de ces mesures, avec le concours des familles et conformément aux prescriptions édictées par la loi du 15 février 1902 et le décret du 10 juillet 1906.

Il est indispensable de ne soustraire aucun objet à la désinfection.

I. — MESURES A PRENDRE PENDANT LA MALADIE

14. — *La désinfection pendant la maladie* doit être pour ainsi dire *continue*.

Elle porte :

1° sur les produits morbides (sécrétions, expectorations, déjections, etc.);

2° sur les linges, vêtements, ustensiles et menus objets à l'usage du malade;

3° sur le plancher de la chambre et sur les meubles qui seraient directement souillés;

4° sur le malade lui-même et sur les personnes qui l'approchent;

5º dans les cas visés au numéro 4, 4º, sur la destruction ou l'élimination (grillages contre les moustiques) des petits animaux ou insectes susceptibles de transmettre la maladie.

A). Désinfection des produits morbides

15. — *Les selles, vomissements et urines* des personnes atteintes de **fièvre typhoïde**, de **dysenterie**, de **diarrhée estivale**, de **choléra** et de **maladies cholériformes**, sont reçus dans des vases où l'on aura mis deux à trois grands verres de solution désinfectante (solution de cresylol sodique forte).

Les produits ainsi désinfectés sont, deux à trois heures au moins plus tard, jetés dans les latrines ou enfouis dans une excavation du sol, loin des sources et des puits à eau potable.

Les crachats (**tuberculose, pneumonie, grippe infectieuse, fièvre typhoïde, peste**), etc., *les fausses membranes* et *les sécrétions de l'arrière-gorge* (**diphtérie, scarlatine, rougeole**), sont recueillis dans des crachoirs ou d'autres récipients appropriés, à moitié remplis d'eau additionnée de cresylol ou de la solution à 10 p. 100 de soude du commerce. Les crachoirs et leur contenu seront désinfectés par un séjour prolongé dans une solution désinfectante, ou par l'ébullition.

Les *matières issues des pustules ulcérées ou gangrenées et des bubons* dans le cas de **peste**, les *croûtes* dans la **variole**, les *pellicules* dans la **scarlatine**, doivent être détruites par le feu, stérilisées par l'eau bouillante, ou maintenues dans une forte solution désinfectante jusqu'à ce qu'elles soient complétement imprégnées.

B). Désinfection des linges, vêtements, ustensiles et menus objets a l'usage du malade

16. — *Les linges, tels que les chemises, draps de lits, essuie-mains, mouchoirs*, etc., qui ont été en contact avec le malade, doivent, si l'on ne peut procéder immédiatement à leur désinfection, être enveloppés, dès qu'ils ne sont plus en usage, dans des draps ou des sacs mouillés au moyen de la solution de cresylol.

Pour les désinfecter sur place, on peut, soit les plonger dans une cuvette ou un baquet contenant la solution faible de cresylol, soit les faire bouillir, au moins pendant une heure, dans une lessive de carbonate de soude ou dans une forte savonnée. Les linges resteront douze heures au moins dans la solution désinfectante, puis ils seront rincés dans de l'eau pure.

Dans le cas où les linges ne pourraient être désinfectés sur place par l'un de ces procédés, les services de désinfection auront soin de faire remettre au domicile des personnes malades des sacs en grosse toile numérotés, dans lesquels on pourra empaqueter les vêtements et le linge, etc., destinés à la désinfection par le service public ; elles les feront enlever à temps et remplacer au fur et à mesure.

Les pièces de pansement sans valeur, loques, vêtements sordides, chemises usées, ouate salie, etc., sont brûlés dans la cheminée ou le poêle, chaque fois qu'on le pourra, ou plongés dans une solution désinfectante.

Lorsque des bains froids ou tièdes sont employés pour le traitement, l'eau peut être chargée de souillures provenant du malade et devenir elle-même lorsqu'elle sera projetée sur le sol un moyen de contamination dangereux.

Elle devra donc être désinfectée après usage par l'addition de cresylol sodique dans la proportion de la solution à 1 p. 100.

Les baignoires seront vidées de façon que l'eau, même désinfectée, ne puisse pas atteindre les puits ou les sources.

17. — Les vêtements souillés ou contaminés doivent être enveloppés, dès qu'ils ne sont plus en usage, comme il est dit pour les linges au numéro précédent, en attendant qu'on procède à leur désinfection.

Les vêtements de toile sont désinfectés dans l'eau bouillante.

Les vêtements de laine et de drap sont désinfectés dans une étuve à vapeur d'eau ou à vapeurs antiseptiques.

Les uniformes, les fourrures, les chaussures, les objets d'habillement en cuir, en caoutchouc, en moleskine, les chapeaux en soie ou en feutre et les casquettes, les vêtements confectionnés avec des tissus délicats tels que la soie, la peluche, le velours, etc., doivent être de préférence soumis à l'action de l'aldéhyde formique gazeuse, à l'aide de l'un des appareils autorisés et suivant les conditions données à cette autorisation.

18. — Les ustensiles de cuisine, ·assiettes, tasses, verres, cuillères, etc., les crachoirs, les récipients qui en tiennent lieu, sont plongés pendant plusieurs heures dans une solution désinfectante ou dans de l'eau qu'on portera à l'ébullition, et soigneusement nettoyés.

Les petits objets à usage personnel des malades, livres, jouets, crayons, fournitures de bureau, porte-monnaie (et le cas échéant les billets de banque ou valeurs qui auraient pu être contaminés par le malade) sont soumis à l'action de l'aldéhyde formique à l'aide de l'un des appareils autorisés et suivant les conditions données à cette autorisation.

Toutefois, les jouets, livres et autres menus objets qui n'auraient pas de valeur seront de préférence brûlés dans la cheminée ou le poêle, chaque fois qu'on le pourra.

Les aliments ayant séjourné dans la chambre ne devront être consommés qu'après avoir subi, autant que possible, une nouvelle cuisson.

C). DÉSINFECTION DU PLANCHER DE LA CHAMBRE ET DES MEUBLES QUI AURAIENT ÉTÉ DIRECTEMENT SOUILLÉS

19. — Les planchers, les poignées des portes de la chambre des malades, les meubles sont nettoyés chaque jour au moins une fois avec des linges humectés par la solution forte de cresylol. Les balayures sont jetées au feu.

Si des produits morbides, tels que crachats, vomissements, urines, sang, etc., ont souillé un objet, un meuble, le plancher, etc., on aura soin de les arroser de suite avec la même solution et de les essuyer plus tard avec des linges trempés dans cette solution.

D). DÉSINFECTION DU CORPS DU MALADE ET DES PERSONNES QUI L'APPROCHENT

20. — Le médecin veillera à la désinfection des parties du corps du malade souillées par des déjections.

Les linges ou ouate employés à cet usage sont ensuite plongés pendant une heure dans une solution désinfectante ou brûlés.

Les convalescents de **variole, scarlatine, diphtérie, rougeole** doivent, avant de reprendre leur vie habituelle, les enfants avant de retourner à l'école, prendre un grand bain savonneux ou, tout au moins, subir des lotions savonneuses et générales. Ces lavages devront s'étendre au cuir chevelu et à la barbe.

Après ces lavages, les convalescents auront soin de revêtir du linge propre et des vêtements qui n'ont pas été portés pendant la maladie, à moins qu'on ne les ait préalablement désinfectés.

21. — Les personnes qui soignent les malades et toutes celles qui auraient pu s'infecter à leur contact doivent se désinfecter les mains, la figure et la barbe en sortant de la chambre du malade.

Il leur est recommandé de mettre, en entrant, par-dessus leurs vêtements, une longue blouse, qu'elles laisseront dans la chambre et qui devra être ultérieurement soumise à la désinfection; de même il leur est recommandé de porter à l'intérieur de la chambre des chaussures spéciales qu'elles mettront en entrant et laisseront en sortant.

Elles doivent s'interdire de prendre leurs repas dans la chambre des malades et se désinfecter les mains et la figure avant de manger.

E). Destruction des insectes et petits animaux

22. — On s'efforcera de détruire les insectes (mouches, moustiques, puces, punaises, etc.) et les petits animaux (rats, souris) en cas de **fièvre typhoïde, dysenterie, choléra, peste, fièvre jaune, typhus exanthématique, lèpre, suette miliaire** (n° 4, 4°), par tous les moyens spéciaux dont on pourra disposer. L'emploi de gaz asphyxiants, tels que l'acide sulfureux, seul ou en combinaison, permet d'y parvenir dans des locaux fermés. Il n'existe pas jusqu'ici de procédé qui permette à lui seul d'assurer avec certitude la destruction de ces animaux et parasites d'une façon absolue; mais il faut néanmoins utiliser tous ceux qu'on a pratiquement à sa portée et qui sont d'ordinaire mis en usage.

II. — MESURES A PRENDRE APRÈS TRANSPORT, GUÉRISON OU DÉCÈS

23. — *La désinfection après transport, guérison ou décès porte, en premier lieu, sur les différents points qui ont été déjà visés* pendant la maladie sous les lettres *A* à *E* (n°s 15 à 22) et qui doivent nécessairement, après sa terminaison, faire l'objet de mesures d'ensemble complémentaires ; et en second lieu, dans les conditions qui vont être indiquées ci-après (lettres *F* à *I*, n°s 24 à 31) :

sur les couvertures, matelas et objets de literie ;

sur les parois de la chambre (murs, plancher, fenêtres, portes, etc.) et sur le mobilier (lit, table de nuit, chaises, tapis, rideaux, tentures, etc.) ;

sur les latrines, fosses d'aisances et fumiers qui auraient été contaminés par des déversements ;

sur les éviers, vidoirs, bacs de pompes, rigoles, ainsi que sur les bassins des sources, les puits ou les citernes qui auraient pu être directement ou indirectement souillés.

F). DÉSINFECTION DES COUVERTURES, MATELAS, PAILLASSES ET AUTRES OBJETS DE LITERIE

Objets de literie.

24. — Les matelas, sommiers, paillasses et autres objets de literie peuvent être désinfectés, soit par exposition dans une étuve ou chambre à vapeur d'eau ou à vapeurs antiseptiques, soit par l'un des procédés indiqués ci-après.

On en prévient, au moins partiellement, la souillure et on en facilite la désinfection ultérieure en plaçant sous le malade un tissu ou un papier imperméable (**choléra, fièvre typhoïde,** etc.).

Transport au poste.

25. — Si les couvertures, matelas, paillasses ou autres objets de literie doivent être désinfectés au poste, ils sont enveloppés, pour leur transport, dans des linges ou sacs arrosés d'une solution désinfectante.

Avant leur passage à l'étuve, et dans le cas où ils seraient tachés de sang, de matières fécales, de pus, etc., ces objets doivent être soumis à un trempage ou mieux à un lavage mécanique dans une solution désinfectante, le passage à l'étuve ayant pour effet de rendre ces taches indélébiles, si cette précaution n'est pas prise.

Mesures à prendre en absence d'étuve.

26. — Si la désinfection par l'étuve ne peut être aisément pratiquée, notamment en raison de l'éloignement de l'étuve utilisable, on peut procéder de la façon suivante :

Les couvertures sont plongées dans une solution de savon mou,

préparée avec 250 grammes de savon pour 10 litres d'eau et qui
est, après deux heures de contact, portée à l'ébullition ; on les
y remue de manière à déplacer l'air retenu dans les plis des
tissus et on les fait bouillir dans le bain recouvert d'un couvercle.

Les matelas, traversins, oreillers, édredons, lits de plumes, sont
défaits, après avoir été largement arrosés avec une solution désinfectante. Les enveloppes sont mises à la lessive ou plongées dans
une solution désinfectante. La laine, le crin et la plume sont désinfectés par un trempage et un lavage à froid dans une solution
désinfectante de cresylol ; l'action de ce bain désinfectant est lente ;
le crin ou la laine y resteront douze heures au moins, au cours
desquelles ils seront agités avec un bâton de manière à déplacer l'air
retenu dans leur épaisseur ; ils seront ensuite rincés dans de l'eau
pure, pendant une ou deux heures.

Les paillasses, vieilles couvertures, etc., sont enveloppées dans
des sacs mouillés et transportées au dehors.

S'il existe un espace libre suffisant à proximité de l'habitation
(cour, jardin, etc.), on les incinérera après arrosage au pétrole sous
réserve des dispositions rappelées au n° 34 pour la destruction des
objets mobiliers.

Souvent, on sera forcé de transporter au poste des paillasses,
etc., fortement imprégnées de liquides diarrhéiques, etc., dont la
destruction par le feu présenterait des difficultés : le procédé le plus
sûr consiste à les désinfecter à l'étuve.

Les enveloppes des sommiers sont lavées comme il est dit ci-dessus
pour celles des matelas ; le cadre et les ressorts sont nettoyés avec
le plus grand soin au moyen de brosses et de linges mouillés, trempés dans une solution désinfectante.

Sommiers.

G). Désinfection des parois et du mobilier de la chambre

27. — A la suite du transport du malade à l'hôpital, de son
changement de logement, de sa guérison ou de son décès, la désinfection de la chambre et des locaux où il a séjourné est indispensable.

Locaux
et mobilier

La désinfection des locaux peut être pratiquée, soit par le dégagement dans la pièce d'un gaz antiseptique, soit par le lavage et
l'humectation des parois et des objets à l'aide d'un liquide désinfectant.

Il est désirable que la chambre soit évacuée et demeure close pendant deux ou trois heures au moins avant l'arrivée des désinfecteurs, afin d'assurer, par le repos de l'air, la chute de toutes les poussières qui s'y trouvent en suspension.

Désinfection par dégagement de gaz antiseptique.

Désinfectants gazeux.

28. — On aura recours à la désinfection du domicile par un gaz antiseptique, tel que l'aldéhyde formique, quand les locaux peuvent être clos hermétiquement.

Quel que soit le procédé employé pour la désinfection par l'aldéhyde formique gazeuse, plusieurs conditions doivent être remplies pour qu'elle donne des résultats satisfaisants :

1º Les objets susceptibles d'être désinfectés par ce gaz doivent être disposés de telle manière que leurs surfaces soient largement exposées partout à son action.

Le lit et les meubles adossés aux murs sont écartés de ceux-ci, les tiroirs des armoires complètement tirés ;

2º Toutes les précautions doivent être prises pour que l'espace à désinfecter demeure hermétiquement clos pendant toute la durée de l'opération. Si l'on ne peut pas fermer le local, en obturer convenablement les ouvertures, fentes, lézardes, tous les mal-joints en un mot, il faut renoncer à la désinfection par l'aldéhyde et recourir aux lavages.

Tous les mal-joints des portes et fenêtres sont calfeutrés avec des bandes d'ouate ou de papier qu'on brûlera ensuite.

Les fêlures des vitres et les fissures des portes, planchers, etc., sont bouchées avec des bandes de papier ou du mastic de vitrier, de même que les trous de serrures, à l'exception de celui de la porte d'entrée.

Les bouches de calorifère, les orifices servant à la ventilation, les trous pratiqués dans la cheminée pour le passage des gaz fournis par les appareils de chauffage, les poêles, etc., toutes les ouvertures quelconques dans les murailles (tuyaux acoustiques, orifices de passage de fils de sonneries électriques, etc.), doivent être recherchés et soigneusement bouchés.

Quand le poêle ne peut pas être retiré de la cheminée, on ferme les ouvertures, portes des fourneaux, joints, avec des bandes de papier gommé, d'ouate, ou du mastic.

Toutes ces opérations, prescrites en vue de rendre l'herméticité du local aussi parfaite que possible, doivent être exécutées avec le plus grand soin.

Avant de quitter la chambre, les désinfecteurs se dépouillent de leurs vêtements de travail et les étalent sur le support. Ils se lavent les mains, la figure, la barbe, avec la solution faible de cresylol ou de sublimé au millième, puis sortent de la chambre. Ils ferment la porte et la calfeutrent soigneusement du dehors et bouchent le trou de serrure avec une bourre d'ouate.

Les opérations de désinfection sont ensuite effectuées à l'aide de l'un des appareils autorisés pour la désinfection par gaz antisep-tiques.

Les conditions du fonctionnement de l'appareil formogène, la dose à employer, la durée de l'opération, doivent être rigoureusement telles que l'autorisation officielle les énumère.

Lorsque le temps de contact indiqué sur le certificat d'autorisation sera écoulé, les portes et les fenêtres seront rapidement ouvertes de manière à aérer activement.

Désinfection par lavages.

29. — On emploiera les lavages avec l'une des solutions ci-dessus indiquées (n° 8) toutes les fois qu'on aura à désinfecter les locaux qu'on ne pourrait pas clore hermétiquement, ou qui seraient malpropres, encombrés et ne pourraient rester longtemps inoccupés.

Les planchers, boiseries, portes et fenêtres, les murs peints à l'huile ou tapissés avec du papier sont lavés avec l'une des mêmes solutions. Les désinfecteurs feront usage de deux seaux, l'un pour le liquide désinfectant, l'autre pour l'eau pure destinée au rinçage des linges et brosses.

L'application de la solution désinfectante doit être autant que possible précédée, pour les peintures et les boiseries, d'un lessivage préalable avec une solution alcaline.

Les lavages antiseptiques s'exécutent à la main, méthodiquement. Après avoir passé le linge, la brosse à main ou le pinceau, de haut en bas, sur une partie de la paroi, on les rince dans l'eau pure, puis on les trempe à nouveau dans le liquide désinfectant et l'on passe à la surface voisine.

Les murs blanchis à la chaux ou à la colle sont badigeonnés à nouveau avec un lait de chaux fraîchement préparé ou repeints à la colle.

Les logements tapissés au papier seront désinfectés à l'aide de vapeurs d'aldéhyde formique dans les conditions indiquées pour chaque appareil et chaque système par le Conseil supérieur d'hygiène publique.

Le sol battu, en terre glaise, des maisons pauvres à la campagne doit être arrosé abondamment avec la solution forte de cresylol.

On a soin de verser le liquide désinfectant dans tous les coins et recoins, de manière à imprégner profondément l'aire de la chambre ; on gratte ensuite le revêtement sur une épaisseur de plusieurs millimètres et l'on fait un nouvel arrosage.

Les meubles (bois de lit, chaises, tables, etc.), les cadres, les glaces et tous autres objets qui doivent être traités avec ménagement et qu'il faut éviter de trop mouiller seront frottés au linge humecté de la solution faible de cresylol.

H). Désinfection des latrines, fosses d'aisances, etc.

Latrines, fosses d'aisances.

30. — Comme il est à craindre, dans les cas de **fièvre typhoïde**, de **dysenterie** et surtout de **choléra** ou de **maladies cholériformes**, que les latrines n'aient été souillées par des déjections, il sera toujours prudent de leur appliquer les mesures de désinfection indiquées ci-dessus pour les chambres des malades : lavage du siège, des abords, etc.

La désinfection des fosses d'aisances n'a d'utilité que dans les cas où des matières cholériques, typhiques ou dysentériques y ont été projetées depuis peu de temps.

Elle est toujours difficile à réaliser et assez incertaine.

Un moyen à recommander consiste à y jeter des quantités considérables de lait de chaux (environ 5 litres de lait de chaux à 20 p. 100 par mètre cube de matières de vidange) et à chercher à obtenir un brassage intime de la masse, en la remuant avec une longue perche. Dans tous les cas il est nécessaire d'y verser de l'huile de schiste à raison d'un kilogramme par mètre superficiel de fosse.

I). Désinfection des éviers, vidoirs, rigoles et des puits, citernes, etc.

31. — Les éviers, vidoirs, bacs de pompe, rigoles, cours et courettes sont abondamment arrosés avec la solution forte de cresylol à 4 pour 100.

Il en est de même des fumiers.

Lorsqu'il y a lieu de croire qu'un puits maçonné à eau potable a été contaminé, on pourra le désinfecter, ainsi que son contenu, de la manière suivante :

On verse dans le puits une quantité de permanganate de chaux ou de potasse suffisante pour colorer fortement l'eau en rose. Cette quantité doit être calculée, d'après le volume d'eau que contient le puits au moment de l'opération, sur la base de 10 grammes de permanganate par mètre cube d'eau à désinfecter. Le permanganate devra être dissous préalablement et versé dans le puits à l'état de solution.

Après déversement du permanganate on laisse en contact pendant vingt-quatre heures, puis on pompe jusqu'à ce que l'eau soit redevenue absolument incolore.

Si d'ailleurs il résulte des constatations faites que le puits ne pourrait être dans la suite complètement soustrait à de nouvelles contaminations, il est préférable, lorsque les conditions locales le permettent, de condamner ce puits et d'en construire un nouveau qui n'y soit pas exposé. Le mieux est de forer un puits métallique, dont l'ouverture sera protégée contre tout apport de germes morbides de la surface du sol.

III.— PRESCRIPTIONS SPÉCIALES A L'USAGE DES DÉSINFECTEURS

32. — Les agents des services publics de désinfection, appelés à intervenir soit pour la désinfection pendant la maladie, soit pour la désinfection après la maladie, doivent se conformer aux instructions qui précèdent et aux prescriptions spéciales ci-après.

33. — Lorsqu'ils doivent pratiquer la désinfection au domicile du malade, ils transportent avec eux dans une voiture les objets, substances désinfectantes ou appareils dont ils peuvent avoir besoin.

Arrivés au domicile des malades, ils préparent les solutions désinfectantes dont ils auront à faire usage. Ils endossent ensuite les blouses, échangent leurs chaussures habituelles contre des chaussures spéciales et se coiffent du bonnet en toile, etc. Ils trempent, en outre, leurs mains dans une solution désinfectante.

Il se peut que la désinfection pendant la maladie ait été négligée et que l'on ait à traiter notamment des matières évacuées par les malades : il y sera procédé comme il est dit ci-dessus (n° 15). Il en serait de même, s'il y avait lieu, pour les petits linges ou vêtements qui pourraient être désinfectés sur place (n°ˢ 16 et 17) ainsi que pour les ustensiles et menus objets à l'usage du malade (n° 18).

34. — Si certains objets doivent être désinfectés au poste, les désinfecteurs procèdent à leur triage et à leur emballage.

Ils arrosent le plancher ou le carrelage en évitant de soulever de la poussière, au moyen de l'un des désinfectants; ils le couvrent d'une grosse toile qu'ils mouillent de la même manière ; sur cette toile ils réunissent les objets à emporter : ils procèdent à l'emballage, dans des sacs numérotés, des diverses catégories d'objets: vêtements, linge sale, linge propre, literie (couvertures, matelas, coussins, etc.), rideaux et tapis et tous objets délicats ne supportant pas les lavages par des solutions désinfectantes et destinés à être traités dans les appareils du poste, etc.; ils arrosent l'extérieur des sacs d'une solution désinfectante et les déposent immédiatement dans la voiture servant au transport au poste des objets infectés.

Les objets de rebut souillés sont mis à part ; ceux de petit volume tels que pièces de pansement, loques, ouate salie, etc., sont brûlés dans la cheminée ou le poêle, chaque fois qu'on le pourra.

Les objets plus volumineux, tels que vieux vêtements, chemises usées, vieilles couvertures, paillasses, meubles sans valeur, sont enveloppés de toile ou emballés dans des sacs mouillés et transportés au dehors. S'il existe un espace libre suffisant à proximité de l'habitation (cour, jardin, etc.), ces objets pourront être incinérés après arrosage au pétrole.

Il sera procédé dans ce cas comme pour toute destruction d'objets mobiliers conformément aux règles fixés par les articles 19 et 20 du décret du 10 juillet 1906.

35. — Si pour une raison quelconque les objets de literie (couvertures, matelas, etc.) doivent être désinfectés sur place, il y sera procédé comme il est dit ci-dessus sous les numéros 24 et 25. *Désinfection sur place.*

36. — Les désinfecteurs procèdent ensuite à la désinfection proprement dite du local et de ses dépendances, soit par dégagement de gaz antiseptique, soit par lavages (voir n°s 27, 28 et 29). *Locaux.*

Pour la désinfection par dégagement de gaz antiseptique, ils se conforment aux prescriptions énoncées sous le numéro 28 des présentes instructions.

S'il y a lieu, ils placent aux différents endroits qui leur sont indiqués par le chef du service des tests bactériens ou chimiques destinés à contrôler l'efficacité de la désinfection. L'opération terminée, les tests sont enfermés dans un récipient spécial pour être aussitôt remis au laboratoire de contrôle. Si l'inefficacité est ainsi démontrée, la désinfection est renouvelée.

37. — Pour la désinfection par lavages, les désinfecteurs se conforment aux prescriptions énoncées sous les numéros 26 et 29 des présentes instructions. *Lavages.*

Ils procèdent également s'il y a lieu :

dans les conditions prévues sous le numéro 30, à la désinfection des latrines, fosses d'aisances, etc. ;

dans les conditions prévues sous le numéro 31, à la désinfection des éviers, vidoirs, rigoles, puits, citernes, etc.

38. — Lorsque leur travail est terminé, les agents se désinfectent eux-mêmes. Ils emballent dans un sac leurs blouses, leurs casquettes, leurs chaussures, et se lavent les mains et le visage avec de la solution de cresylol. Puis ils se transportent immédiatement au poste avec leur voiture. Là, après avoir déballé les sacs, etc., ils lavent l'intérieur de la voiture avec des linges imbibés de solution de cresylol. *Précautions spéciales.*

Désinfection
au poste.

39. — Les objets transportés au poste pour y subir la désinfection y seront le plus souvent désinfectés à l'étuve par l'action de la vapeur ou d'un gaz antiseptique.

On peut traiter par la vapeur tous les objets de laine, crins ou plumes, de toile ou de coton; on n'y doit jamais soumettre les objets en cuir, en caoutchouc, feutre, bois collé, les tissus délicats avec apprêts et les fourrures.

Les livres, les chaussures, chapeaux de feutre, casquettes, malles et tous les objets en cuir, en caoutchouc, qui ne supportent pas l'action de la vapeur peuvent être désinfectés par des lavages au moyen des solutions indiquées ci-dessus, ou dans une étuve à dégagement de gaz antiseptique, tel que, par exemple, l'aldéhyde formique.

Les solutions désinfectantes servent aussi au trempage et au lavage des tissus et des objets fortement tachés de sang, de matières fécales, de pus, qu'on ne peut passer par l'étuve, sans cette précaution préalable, sous peine de voir les taches devenir indélébiles.

Les conditions de fonctionnement des étuves, la durée de l'opération, le degré de température atteint ou la dose de gaz antiseptique employé doivent être, ainsi qu'il a été dit plus haut (n° 11), rigoureusement telles que l'autorisation officielle les détermine.

Instructions approuvées par le Conseil supérieur d'hygiène publique de France, le 18 février 1907.